쉽고 재미있는
어르신 한글 스

KB206915

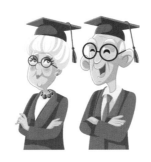

구성 | 치매예방교육회

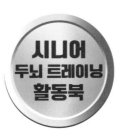

시니어
두뇌 트레이닝
활동북

이가출판사

『어르신 한글 쓰기』는…

　한글은 우리글입니다. 하지만 어르신들이 때를 놓쳐 배우지 못했거나 배웠어도 정확하게 쓰지 못하는 경우 혹은 인지 저하로 단어가 떠오르지 않거나 문장을 구성하여 쓰는 것이 쉽지 않은 경우가 많습니다. 글씨를 쓰는 것이 편안해지면 인지 기능도 향상될 수 있습니다.

　어르신 인지 능력 향상을 위해 관련 서적을 꾸준히 내온 치매예방교육회에서는 어르신들이 특별한 도움 없이 스스로 한글 쓰기를 하실 수 있도록 <어르신 한글 쓰기>를 출간하였습니다. 사물의 그림과 낱말을 보고 올바르게 읽고, 문장을 반복해 쓰면서 소근육을 자극하고 뇌를 활성화하는데 도움이 되도록 하였습니다.

　알록달록하고 아기자기한 책은 어르신들의 호기심과 글씨를 쓰고 싶다는 의욕을 불러일으킬 것입니다. 큰 글씨 쓰기, 또박또박 쓰기, 낱말 익히기, 문장 읽고 쓰기, 동요 부르며 따라쓰기 등 체계적으로 구성하였습니다. 받침이 없는 낱말과 있는 낱말로 구분하여 단계별로 쉽고 재미있게 모든 과정을 마무리할 수 있습니다.

　어르신들이 한글을 또박또박 소리 내어 읽고 쓰기를 반복하며 인지 능력 향상의 효과뿐만 아니라 한글을 익히고 열심히 썼다는 성취감으로 건강한 웃음을 찾고 삶의 활력을 높여 백세인생을 누리시길 기원합니다.

책의 구성과 특징

1. 큰 글씨 따라쓰기

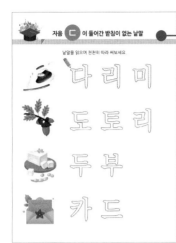

낱말에 해당하는 예쁜 그림을 수록하여 그림도 보고 글자도 읽으며 즐겁게 글씨를 쓸 수 있어요. 큰 글자 쓰기는 글자를 따라서 자연스럽게 쓸 수 있도록 글자 위에 따라 쓸 수 있게 하였어요.

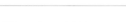

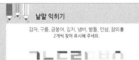

2. 또박또박 쓰기

네모 칸 안에 글자를 또박또박 써요. 정자체를 보면서 흐린 글자 위에 쓰기, 자유롭게 쓰기를 해요.

3. 낱말 익히기

다양한 게임 문제를 해결하면서 즐겁게 낱말을 익혀요. 사다리 타기, 숨은 낱말 찾기, 낱말 찾아 연결하기, 글자 찾아 낱말 완성하기 등의 문제를 풀면서 글자를 익히고 확인해요.

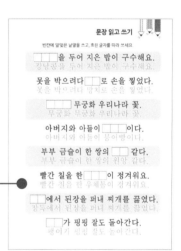

4. 문장 읽고 쓰기

문장을 읽으며 흐린 글자 위에 따라 써요. 반복해서 자유롭게 쓰면서 문장을 이해하는 능력도 키워요.

5. 동요 부르며 따라쓰기

동요를 부르면서 따라 쓰기를 해요. 흐린 글자 위에 한 글자 한 글자 또박또박 따라 쓰고, 자유롭게도 써보아요. 노랫말을 천천히 읽고 아름다운 그림을 보면서 글씨를 쓰는 건 즐거워요.

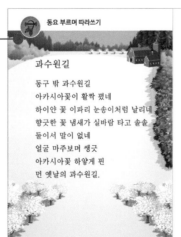

차례

받침이 없는 낱말

받침이 들어간 낱말

동요 부르며 따라 쓰기 / 96

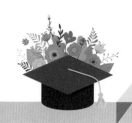

낱말을 읽으며 천천히 따라 쓰세요.

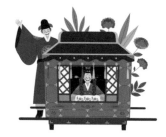
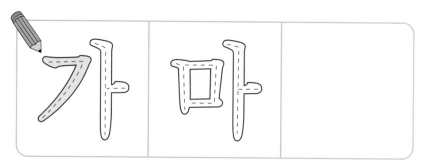

가 마

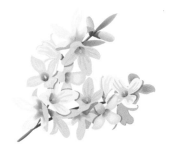
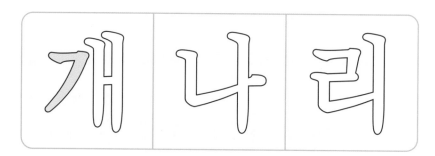

개 나 리

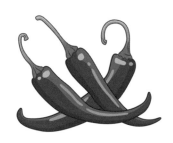
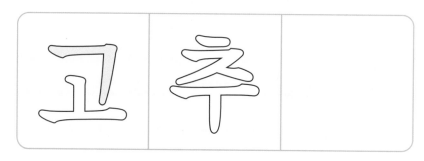

고 추

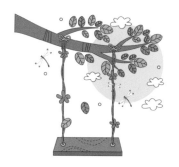
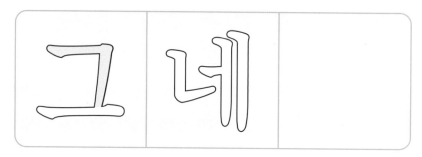

그 네

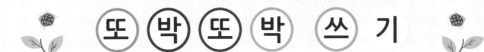
가 마 　가　마　가　마　가　마

개 나 리 　개 나 리

고 추 　고　추　고　추　고　추

그 네 　그　네　그　네　그　네

7

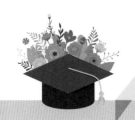
낱말을 읽으며 천천히 따라 쓰세요.

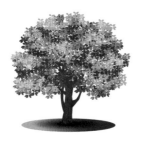
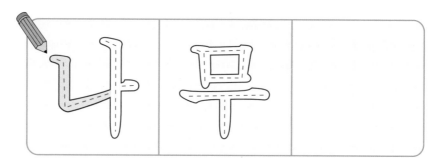

나 무

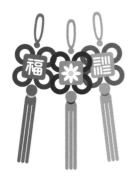
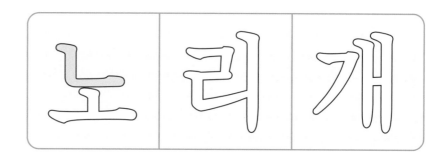

노 리 개

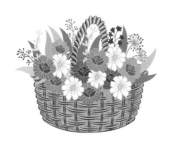
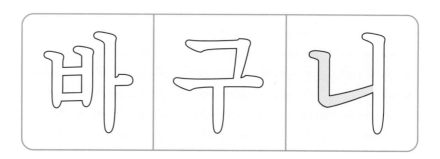

바 구 니

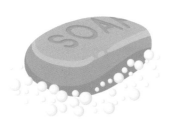
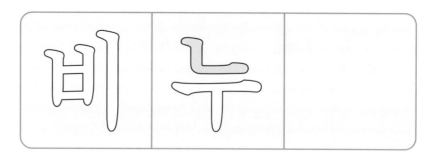

비 누

8

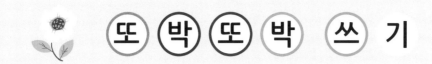

나 무

노 리 개

바 구 니

비 누

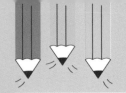

낱말 익히기

그림에 알맞은 낱말을 찾아 연결하세요.

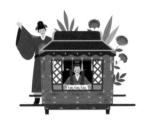

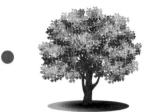

노리개

개나리

가마

나무

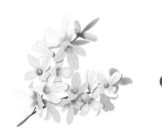

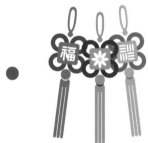

바구니

비누

고추

그네

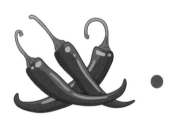

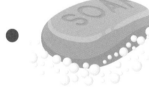

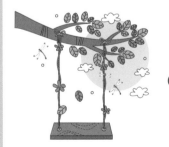

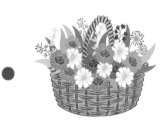

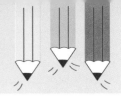
빈칸에 알맞은 낱말을 쓰고, 흐린 글자를 따라 쓰세요.

새색시가 ☐☐ 타고 시집가요.

새색시가 가마 타고 시집가요.

봄날에 ☐☐☐가 활짝 피었어요.

봄날에 개나리가 활짝 피었어요.

잘 익은 ☐☐를 햇볕에 말렸다.

잘 익은 고추를 햇볕에 말렸다.

단옷날 여인들은 ☐☐를 뛰었어요.

단옷날 여인들은 그네를 뛰었어요.

느티☐☐가 있는 고향이 그리워요.

느티나무가 있는 고향이 그리워요.

옷고름에 단 ☐☐☐가 아름다워요.

옷고름에 단 노리개가 아름다워요.

예쁜 꽃☐☐를 선물 받았어요.

예쁜 꽃바구니를 선물 받았어요.

손을 ☐☐로 깨끗하게 씻어요.

손을 비누로 깨끗하게 씻어요.

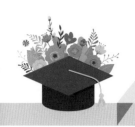

낱말을 읽으며 천천히 따라 쓰세요.

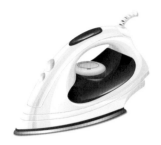

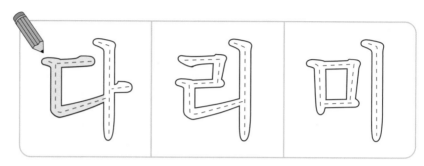

다 리 미

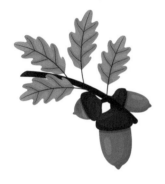

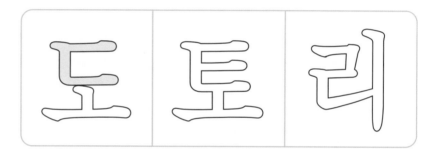

도 토 리

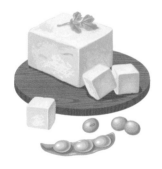

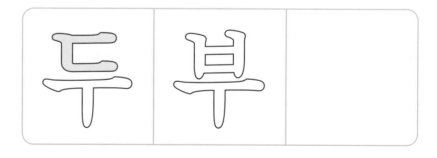

두 부

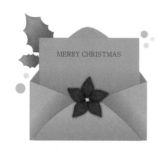

MERRY CHRISTMAS

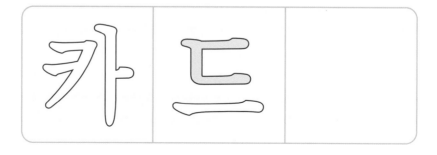

카 드

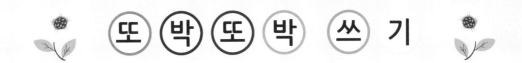 또박또박 쓰기

다 리 미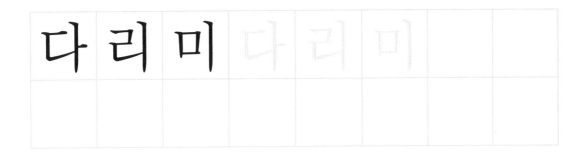

도 토 리

두 부

카 드

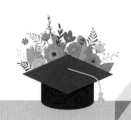

낱말을 읽으며 천천히 따라 쓰세요.

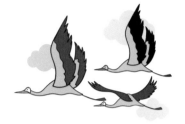

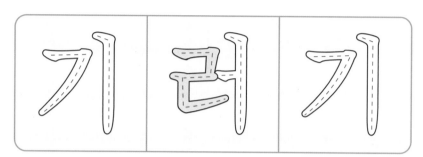

기 러 기

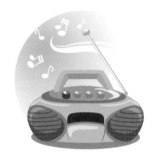

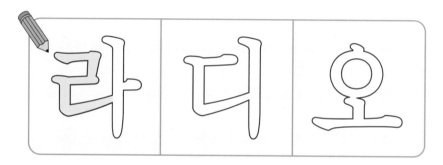

라 디 오

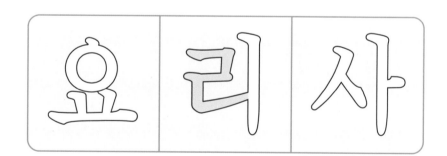

요 리 사

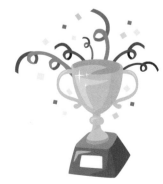

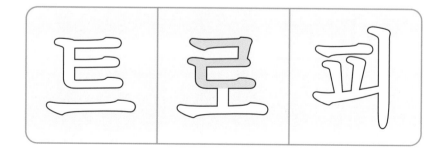

트 로 피

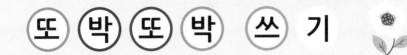

또박또박 쓰기

기	러	기	기	러	기		

라	디	오	라	디	오		

요	리	사	요	리	사		

트	로	피	트	로	피		

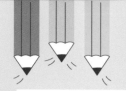

낱말 익히기

사다리를 타고 내려가서 빈칸에 알맞은 글자를 쓰세요.

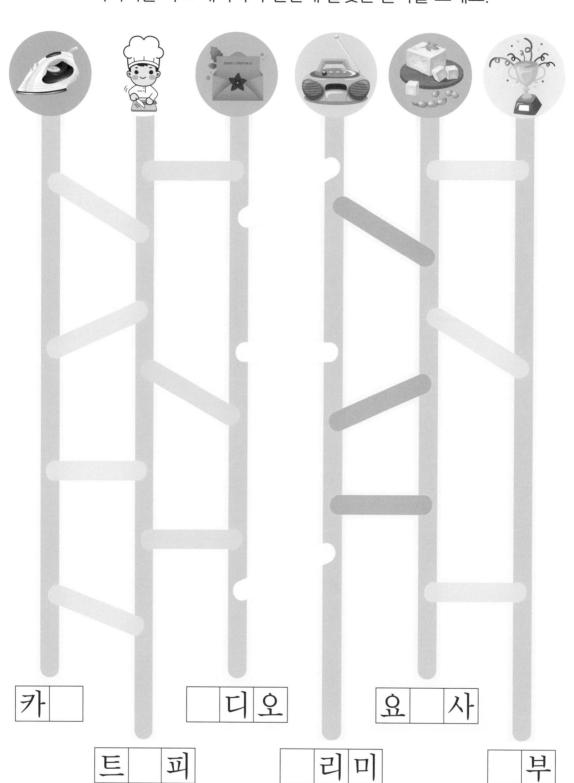

| 카 | |

| 디 | 오 |

| 요 | | 사 |

| 트 | | 피 |

| | 리 | 미 |

| | 부 |

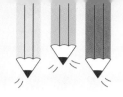

문장 읽고 쓰기

빈칸에 알맞은 낱말을 쓰고, 흐린 글자를 따라 쓰세요.

치마를 　　　로 곱게 다렸어요.
치마를 다리미로 곱게 다렸어요.

다람쥐가 　　　를 주워 모아요.
다람쥐가 도토리를 주워 모아요.

어머니는 손수 　　를 만드셨어요.
어머니는 손수 두부를 만드셨어요.

생일 축하 　　에 마음을 담아요.
생일 축하 카드에 마음을 담아요.

가을 하늘에 　　　가 날아가요.
가을 하늘에 기러기가 날아가요.

　　　 노랫소리가 흥겨워요.
라디오 노랫소리가 흥겨워요.

　　　의 궁중요리가 일품이에요.
요리사의 궁중요리가 일품이에요.

노래경연대회에서 　　　를 받았어요.
노래경연대회에서 트로피를 받았어요.

17

낱말을 읽으며 천천히 따라 쓰세요.

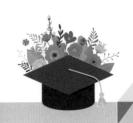

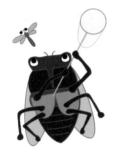

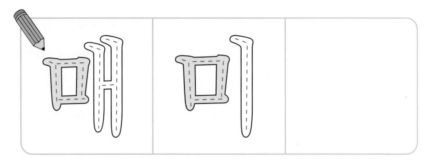

매 미

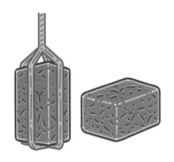

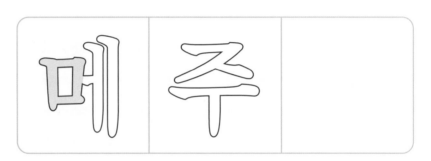

메 주

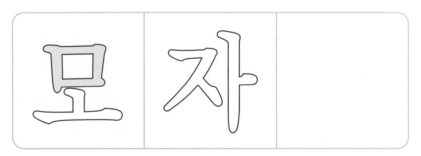

모 자

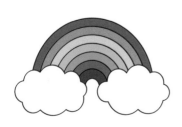

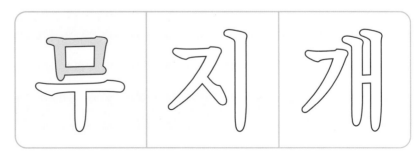

무 지 개

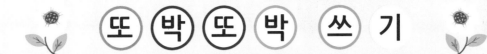 또 박 또 박 쓰 기

매 미 매미 매미 매미

메 주 메주 메주 메주

모 자 모자 모자 모자

무 지 개 무지개

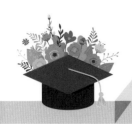

자음 ㅂ 이 들어간 받침이 없는 낱말

낱말을 읽으며 천천히 따라 쓰세요.

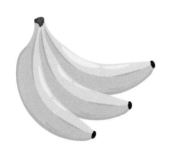 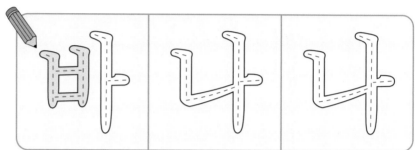

바 나 나

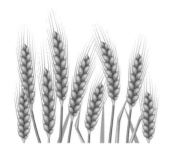 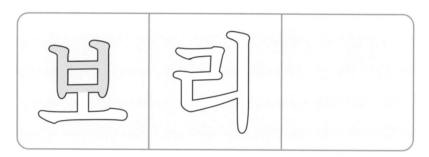

보 리

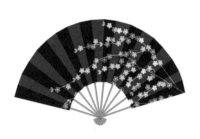 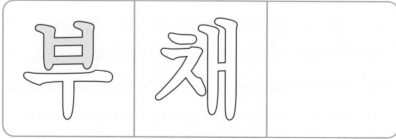

부 채

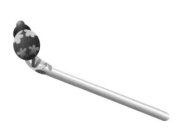 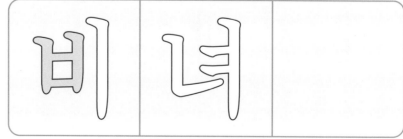

비 녀

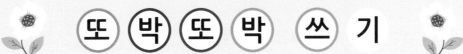 또박또박 쓰기

| 바 | 나 | 나 | 바 | 나 | 나 | | |
| | | | | | | | |

| 보 | 리 | 보 | 리 | 보 | 리 | | |
| | | | | | | | |

| 부 | 채 | 부 | 채 | 부 | 채 | | |
| | | | | | | | |

| 비 | 녀 | 비 | 녀 | 비 | 녀 | 비 | 녀 |
| | | | | | | | |

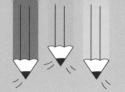

낱말 익히기

그림에 알맞은 글자를 찾아 표시하고 낱말을 완성하세요.

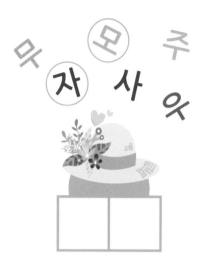

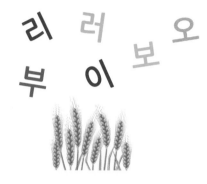

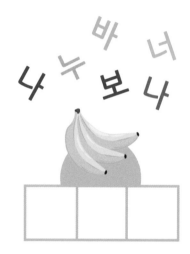

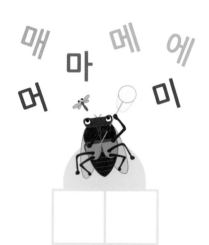

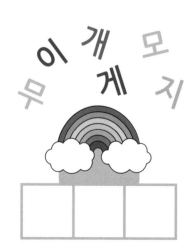

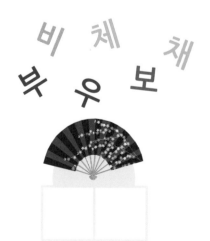

빈칸에 알맞은 낱말을 쓰고, 흐린 글자를 따라 쓰세요.

나무에서 ☐☐ 우는 소리가 들려요.
나무에서 매미 우는 소리가 들려요.

장맛은 ☐☐가 좋아야 해요.
장맛은 메주가 좋아야 해요.

딸에게 꽃 ☐☐를 선물 받았어요.
딸에게 꽃 모자를 선물 받았어요.

빨주노초파남보 ☐☐☐가 떴어요.
빨주노초파남보 무지개가 떴어요.

노랗게 익은 ☐☐☐가 먹음직스러워요.
노랗게 익은 바나나가 먹음직스러워요.

봄이면 ☐☐밭이 새파랗게 출렁거려요.
봄이면 보리밭이 새파랗게 출렁거려요.

☐☐ 바람이 제법 시원해요.
부채 바람이 제법 시원해요.

할머니의 ☐☐를 간직하고 있어요.
할머니의 비녀를 간직하고 있어요.

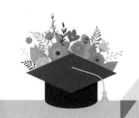

낱말을 읽으며 천천히 따라 쓰세요.

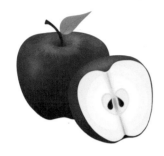

사과

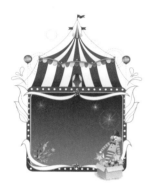

서커스

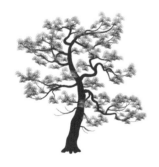

소나무

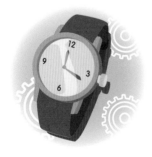

시계

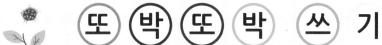

또박또박 쓰기

사 과	사 과	사 과	사 과

서 커 스	서 커 스		

소 나 무	소 나 무		

시 계	시 계	시 계	시 계

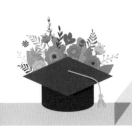

낱말을 읽으며 천천히 따라 쓰세요.

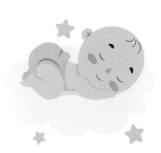
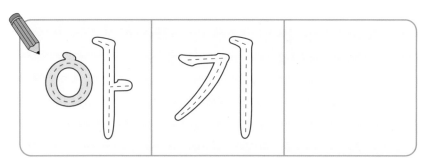

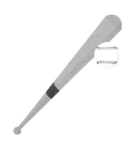
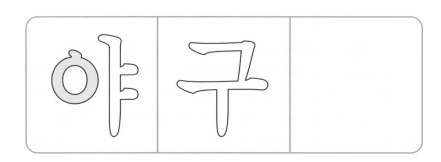

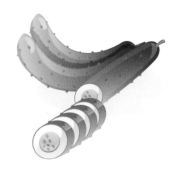
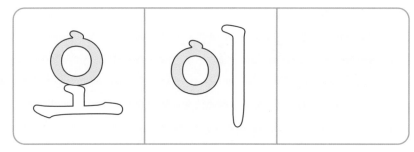

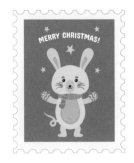
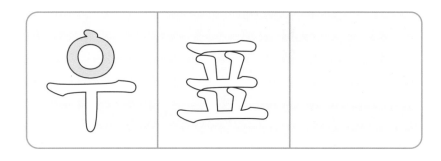

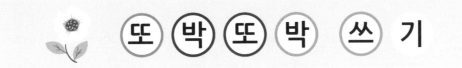 또박또박 쓰기

아	기	아	기	아	기	아	기

야	구	야	구	야	구	야	구

오	이	오	이	오	이	오	이

우	표	우	표	우	표	우	표

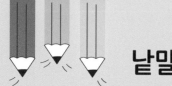

낱말 익히기

사과, 서커스, 소나무, 시계, 아기, 야구, 오이, 우표를
2개씩 찾아 표시해 주세요.

지	가	사	너	보	거	소	나	무	그
우	미	오	시	계	서	기	여	해	파
주	사	이	아	소	우	펴	애	아	기
신	과	차	야	구	투	마	기	서	즈
도	무	리	근	시	하	사	느	커	르
야	주	우	투	계	데	사	과	스	느
구	서	표	소	서	우	표	바	루	커
무	쥬	미	나	애	아	오	이	조	모
세	사	며	무	두	기	너	기	계	스
수	서	커	스	두	세	내	추	고	서

문장 읽고 쓰기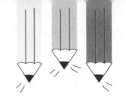

빈칸에 알맞은 낱말을 쓰고, 흐린 글자를 따라 쓰세요.

☐☐는 붉고 윤이 나야 맛있다.

사과는 붉고 윤이 나야 맛있다.

아이들은 ☐☐☐를 보려고 모여들었다.

아이들은 서커스를 보려고 모여들었다.

☐☐☐가 무성하면 잣나무도 기뻐한다.

소나무가 무성하면 잣나무도 기뻐한다.

☐☐는 아침부터 똑딱똑딱.

시계는 아침부터 똑딱똑딱.

☐☐가 새근새근 잘도 잡니다.

아기가 새근새근 잘도 잡니다.

☐☐장의 응원가는 신나고 멋져요.

야구장의 응원가는 신나고 멋져요.

상큼한 ☐☐냉국 정말 맛있어요.

상큼한 오이냉국 정말 맛있어요.

편지봉투에 ☐☐를 붙였어요.

편지봉투에 우표를 붙였어요.

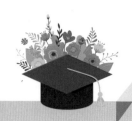
낱말을 읽으며 천천히 따라 쓰세요.

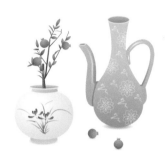

도자기

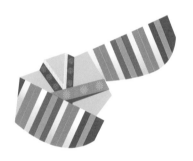

저고리

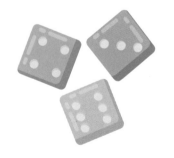

주사위

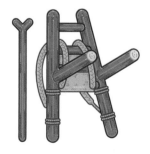

지게

30

도 자 기

저 고 리

주 사 위

지 게

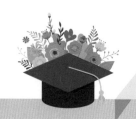
낱말을 읽으며 천천히 따라 쓰세요.

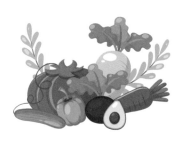

채	소	

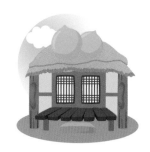

초	가	집

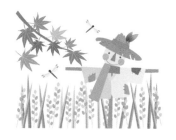

추	수	

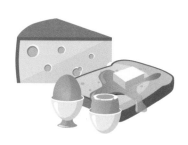

치	즈	

또박또박 쓰기

채	소	채	소	채	소	채	소

초	가	집	초	가	집		

추	수	추	수	추	수	추	수

치	즈	치	즈	치	즈	치	즈

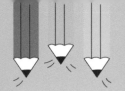

낱말 익히기

그림에 알맞은 글자를 찾아 표시하고 낱말을 완성하세요.

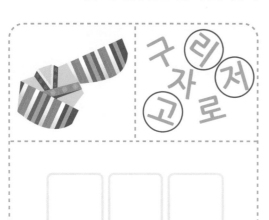

구 (리) 저
자
(고) 로

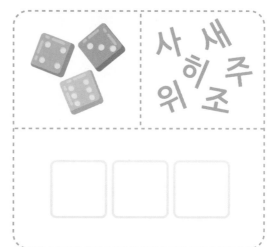

사 새
주
위 히 조

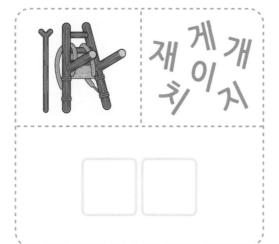

게 개
재
치 이 지

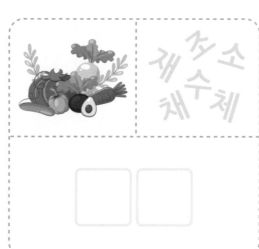

조 소
재 수 체
채

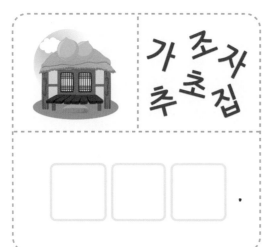

가 조 자
추 초 집

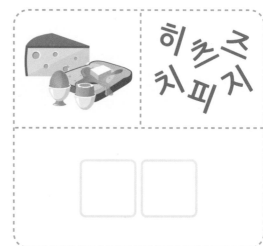

히 ㅊㅈ
치 피 지

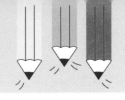

문장 읽고 쓰기

빈칸에 알맞은 낱말을 쓰고, 흐린 글자를 따라 쓰세요.

☐☐☐는 은은한 기품이 멋스러워요.
도자기는 은은한 기품이 멋스러워요.

색동☐☐☐에 다홍치마가 잘 어울려요.
색동저고리에 다홍치마가 잘 어울려요.

☐☐☐는 네모반듯한 정육면체예요.
주사위는 네모반듯한 정육면체예요.

☐☐에 나뭇짐을 지고 날랐어요.
지게에 나뭇짐을 지고 날랐어요.

☐☐를 많이 먹어야 건강해요.
채소를 많이 먹어야 건강해요.

☐☐☐지붕에 박이 주렁주렁 열렸어요.
초가집 지붕에 박이 주렁주렁 열렸어요.

☐☐가 끝나고 살림이 넉넉해졌어요.
추수가 끝나고 살림이 넉넉해졌어요.

☐☐를 넣은 토스트가 맛있어요.
치즈를 넣은 토스트가 맛있어요.

35

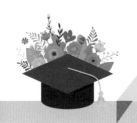
낱말을 읽으며 천천히 따라 쓰세요.

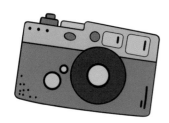 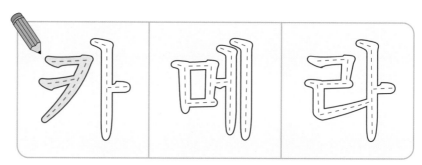

카 메 라

 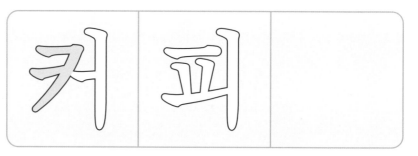

커 피

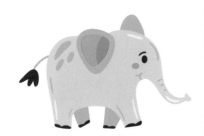 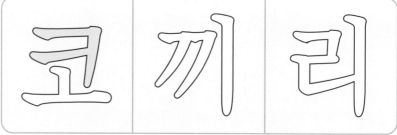

코 끼 리

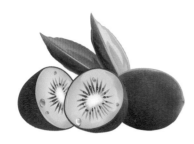 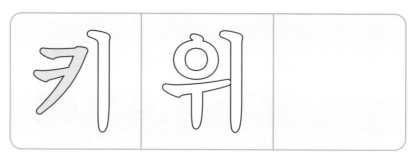

키 위

36

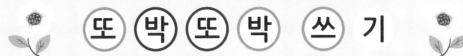 또 박 또 박 쓰 기

카 메 라

커 피

코 끼 리

키 위

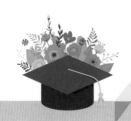

낱말을 읽으며 천천히 따라 쓰세요.

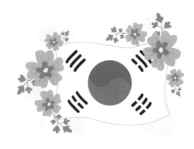

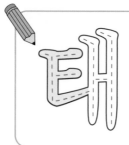 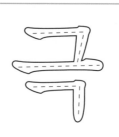 

태극기

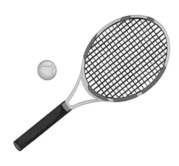

테니스

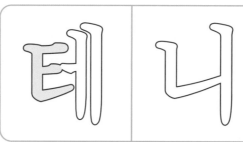 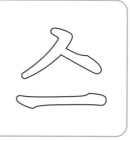

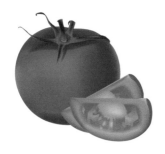

토마토

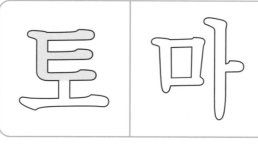 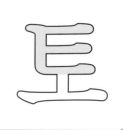

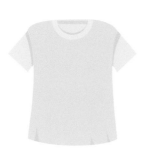

티셔츠

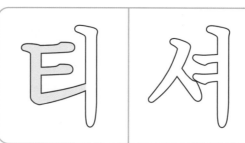 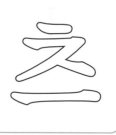

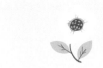 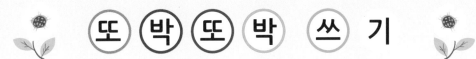 또박또박 쓰기

태	극	기	태	극	기	

테	니	스	테	니	스	

토	마	토	토	마	토	

티	셔	츠	티	셔	츠	

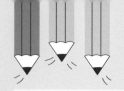

낱말 익히기

빈칸에 들어갈 글자를 보기에서 찾아 낱말을 완성하세요.

| 카 | 테 | 티 | 태 | 커 | 키 | 코 | 토 |

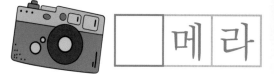

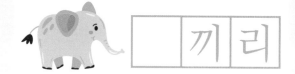

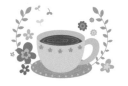 | □ | 메 | 라 |

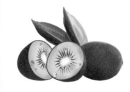 | □ | 끼 | 리 |

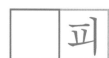 | □ | 피 |

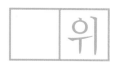 | □ | 위 |

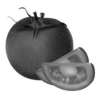 | □ | 마 |

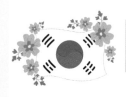 | □ | 국 | 기 |

 | □ | 셔 | 츠 |

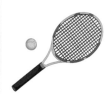 | □ | 니 | 스 |

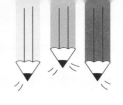

문장 읽고 쓰기

빈칸에 알맞은 낱말을 쓰고, 흐린 글자를 따라 쓰세요.

☐☐ 보고 활짝 웃으세요.

카메라 보고 활짝 웃으세요.

언제 마셔도 ☐☐는 향이 좋다.

언제 마셔도 커피는 향이 좋다.

☐☐ 아저씨는 코가 손이래.

코끼리 아저씨는 코가 손이래.

☐☐주스가 피로회복에 좋아요.

키위주스가 피로회복에 좋아요.

☐☐가 바람에 펄럭입니다.

태극기가 바람에 펄럭입니다.

☐☐를 쳐서 팔에 알뱄어요.

테니스를 쳐서 팔에 알뱄어요.

빨갛게 익은 ☐☐가 맛있어요.

빨갛게 익은 토마토가 맛있어요.

노란 ☐☐가 마음에 들어요.

노란 티셔츠가 마음에 들어요.

41

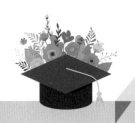
낱말을 읽으며 천천히 따라 쓰세요.

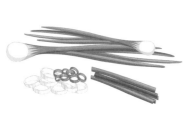
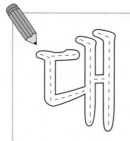 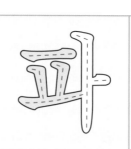

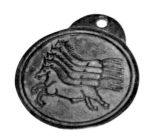 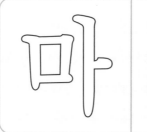 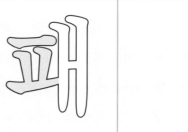

 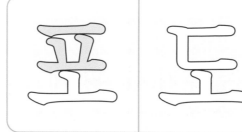

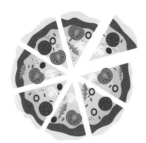 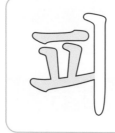 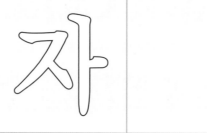

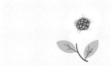 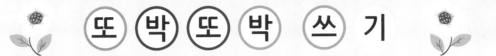

대	파	대	파	대	파	대	파

마	패	마	패	마	패	마	패

포	도	포	도	포	도	포	도

피	자	피	자	피	자	피	자

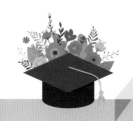
낱말을 읽으며 천천히 따라 쓰세요.

 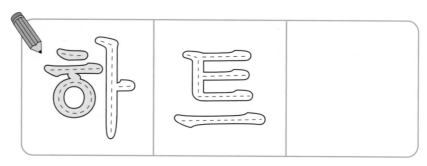

하트

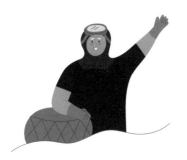 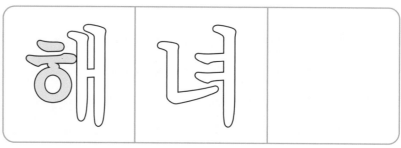

해녀

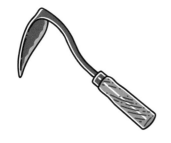 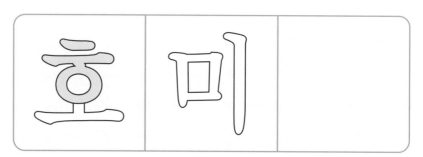

호미

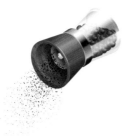 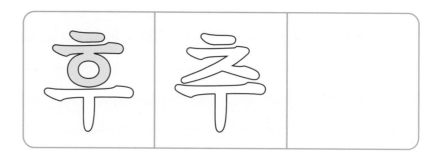

후추

44

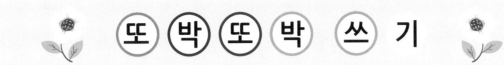
하	트	하 트	하 트	하 트

해	녀	해 녀	해 녀	해 녀

호	미	호 미	호 미	호 미

후	추	후 추	후 추	후 추

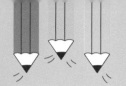

낱말 익히기

그림을 보고 빈칸에 들어갈 알맞은 글자를 쓰세요.

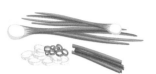

| 대 | |

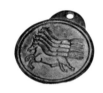

| 마 | |

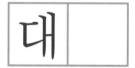

| | 도 |

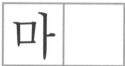

| | 자 |

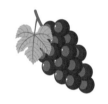

| | 트 |

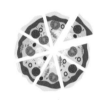

| | 녀 |

| | 미 |

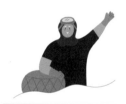

| | 추 |

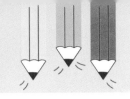
빈칸에 알맞은 낱말을 쓰고, 흐린 글자를 따라 쓰세요.

설렁탕에 □□를 썰어 넣었다.
설렁탕에 대파를 썰어 넣었다.

이몽룡은 □□를 꺼내 보였다.
이몽룡은 마패를 꺼내 보였다.

탐스럽게 잘 영근 □□한 송이.
탐스럽게 잘 영근 포도 한 송이.

할머니도 □□랑 햄버거 좋아해요.
할머니도 피자랑 햄버거 좋아해요.

마음 속에 사랑의 □□를 그려요.
마음 속에 사랑의 하트를 그려요.

깊은 바다와 함께하는 □□의 삶.
깊은 바다와 함께하는 해녀의 삶.

□□로 막을 것을 가래로 막는다.
호미로 막을 것을 가래로 막는다.

□□는 요리의 향과 맛을 더해줘요.
후추는 요리의 향과 맛을 더해줘요.

47

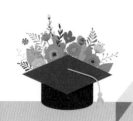

낱말을 읽으며 천천히 따라 쓰세요.

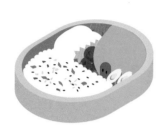 도 시 락

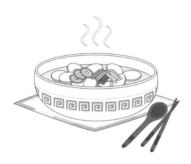 떡 국

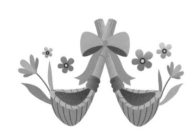 복 조 리

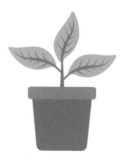 새 싹

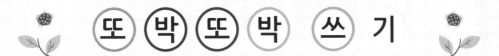 또 박 또 박 쓰 기

도 시 락

떡 국

복 조 리

새 싹

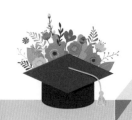

낱말을 읽으며 천천히 따라 쓰세요.

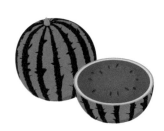

수	박	

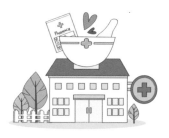

약	국	

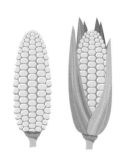

옥	수	수

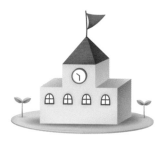

학	교	

또 박 또 박 쓰기

수	박	수	박	수	박	수	박

약	국	약	국	약	국	약	국

옥	수	수	옥	수	수		

학	교	학	교	학	교	학	교

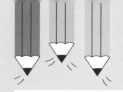

낱말 익히기

그림에 알맞은 낱말을 찾아 연결하세요.

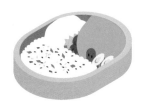

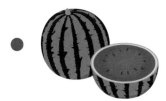

약국

떡국

수박

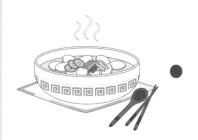

도시락

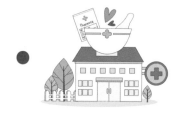

새싹

학교

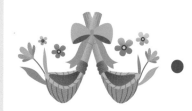

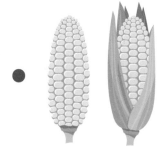

복조리

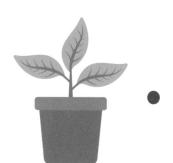

옥수수

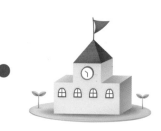

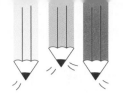

문장 읽고 쓰기

빈칸에 알맞은 낱말을 쓰고, 흐린 글자를 따라 쓰세요.

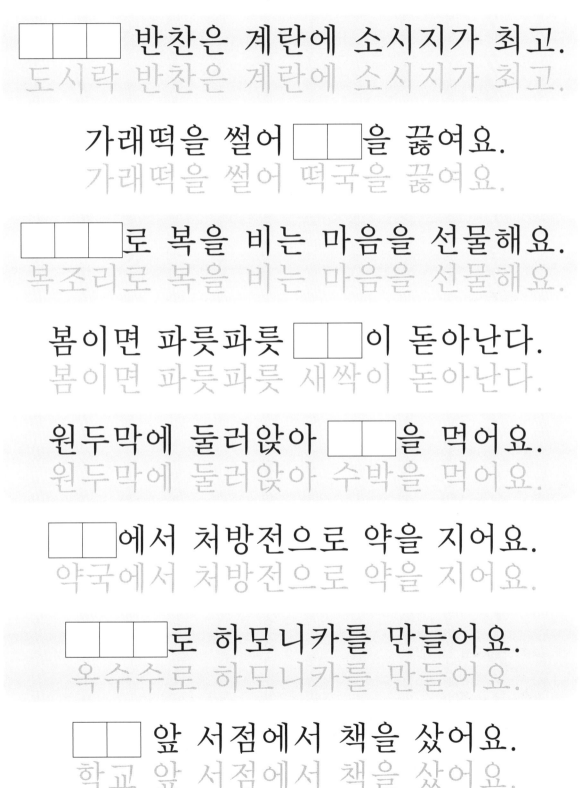

☐☐☐ 반찬은 계란에 소시지가 최고.

도시락 반찬은 계란에 소시지가 최고.

가래떡을 썰어 ☐☐을 끓여요.

가래떡을 썰어 떡국을 끓여요.

☐☐☐로 복을 비는 마음을 선물해요.

복조리로 복을 비는 마음을 선물해요.

봄이면 파릇파릇 ☐☐이 돋아난다.

봄이면 파릇파릇 새싹이 돋아난다.

원두막에 둘러앉아 ☐☐을 먹어요.

원두막에 둘러앉아 수박을 먹어요.

☐☐에서 처방전으로 약을 지어요.

약국에서 처방전으로 약을 지어요.

☐☐☐로 하모니카를 만들어요.

옥수수로 하모니카를 만들어요.

☐☐ 앞 서점에서 책을 샀어요.

학교 앞 서점에서 책을 샀어요.

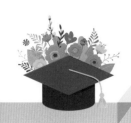

낱말을 읽으며 천천히 따라 쓰세요.

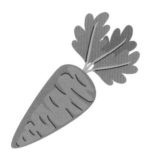
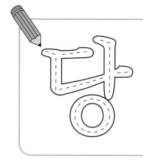
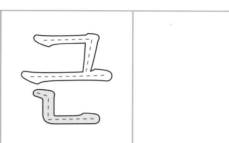

| 당 | 근 | |

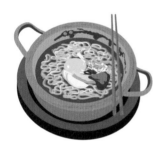
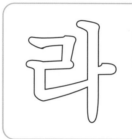
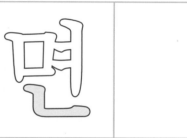

| 라 | 면 | |

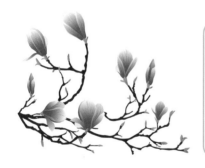
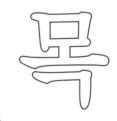
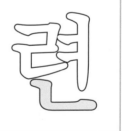

| 목 | 련 | |

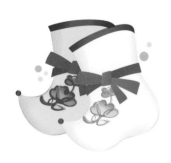
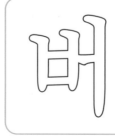
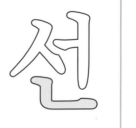

| 버 | 선 | |

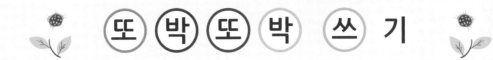
당 근 | 당 근 당 근 당 근

라 면 | 라 면 라 면 라 면

목 련 | 목 련 목 련 목 련

버 선 | 버 선 버 선 버 선

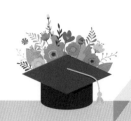

낱말을 읽으며 천천히 따라 쓰세요.

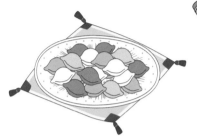

송 편

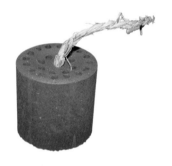

연 탄

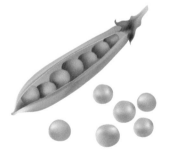

완 두 콩

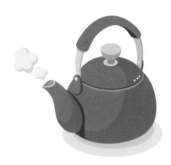

주 전 자

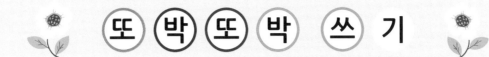

송	편	송	편	송	편	송	편

연	탄	연	탄	연	탄	연	탄

완	두	콩	완	두	콩		

주	전	자	주	전	자		

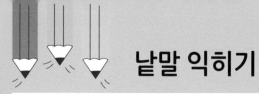

낱말 익히기

사다리를 타고 내려가서 빈칸에 알맞은 글자를 쓰세요.

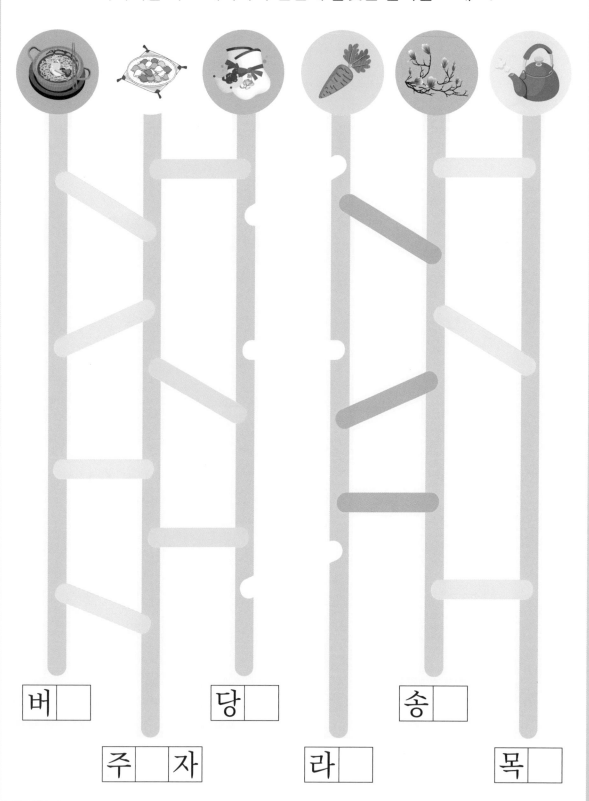

버		

당		

송		

주		자

라	

목	

58

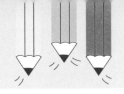

빈칸에 알맞은 낱말을 쓰고, 흐린 글자를 따라 쓰세요.

감자와 ☐☐을 볶아 반찬을 만들어요.
감자와 당근을 볶아 반찬을 만들어요.

☐☐으로 한끼를 때웠어요.
라면으로 한끼를 때웠어요.

☐☐ 꽃망울이 귀엽고 탐스러워요.
목련 꽃망울이 귀엽고 탐스러워요.

☐☐의 앞코는 뾰족해야 예뻐요.
버선의 앞코는 뾰족해야 예뻐요.

밤, 콩, 깨를 넣어 ☐☐을 만들어요.
밤, 콩, 깨를 넣어 송편을 만들어요.

☐☐ 한 장이면 방이 따뜻해요.
연탄 한 장이면 방이 따뜻해요.

콩깍지 안에 ☐☐☐ 다섯 알이 들었네.
콩깍지 안에 완두콩 다섯 알이 들었네.

난로 위의 ☐☐☐ 물이 펄펄 끓어요.
난로 위의 주전자 물이 펄펄 끓어요.

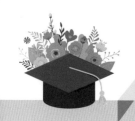

낱말을 읽으며 천천히 따라 쓰세요.

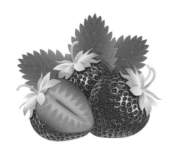

딸	기	

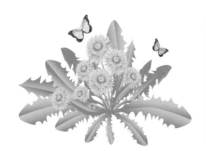

민	들	레

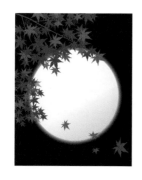

보	름	달

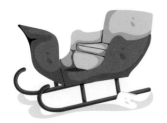

썰	매	

60

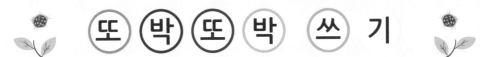 또 박 또 박 쓰 기

딸 기 딸 기 딸 기 딸 기

민 들 레 민 들 레

보 름 달 보 름 달

썰 매 썰 매 썰 매 썰 매

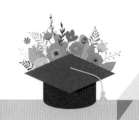

낱말을 읽으며 천천히 따라 쓰세요.

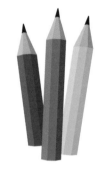
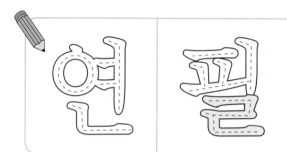

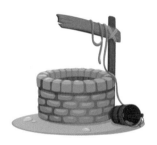
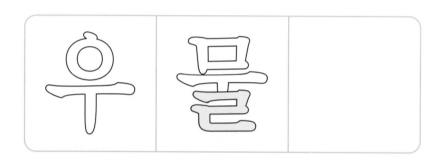

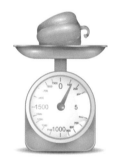
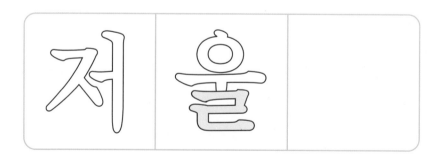

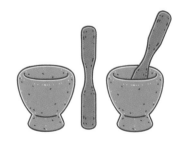
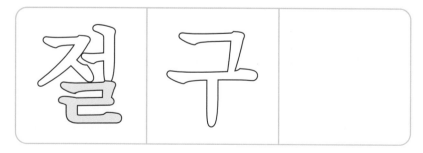

또 박 또 박 쓰 기

연 필

우 물

저 울

절 구

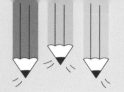

낱말 익히기

그림에 알맞은 글자를 찾아 표시하고 낱말을 완성하세요.

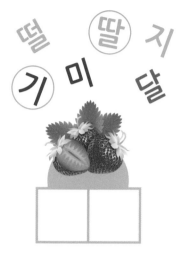

떨 딸 지
기 미 달

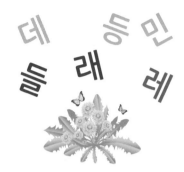

데 등 민
들 래 레

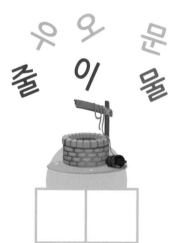

우 오 문
줄 이 물

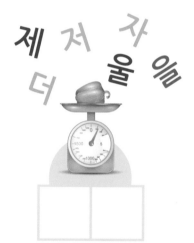

제 져 자
더 울 을

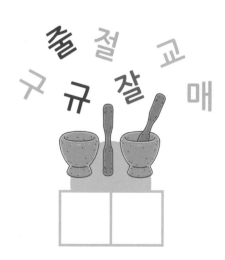

술 절 교
구 규 잘 매

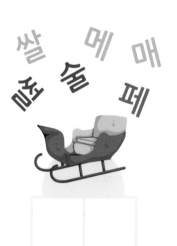

쌀 메 매
썹 술 페

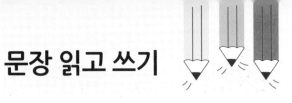

문장 읽고 쓰기

빈칸에 알맞은 낱말을 쓰고, 흐린 글자를 따라 쓰세요.

빨갛게 익은 [   ]가 맛있어요.
빨갛게 익은 딸기가 맛있어요.

[   ] 꽃씨가 바람에 날아가요.
민들레 꽃씨가 바람에 날아가요.

한가위 [   ]이 휘영청 떠오른다.
한가위 보름달이 휘영청 떠오른다.

[   ]를 타고 달리는 기분이 상쾌하다.
썰매를 타고 달리는 기분이 상쾌하다.

동네 한복판에 [   ]이 있다.
동네 한복판에 우물이 있다.

[   ]로 채소 무게를 재요.
저울로 채소 무게를 재요.

돌로 만든 [   ]에 보리쌀을 찧다.
돌로 만든 절구에 보리쌀을 찧다.

[   ] 한 다스는 열두 자루예요.
연필 한 다스는 열두 자루예요.

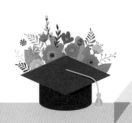

낱말을 읽으며 천천히 따라 쓰세요.

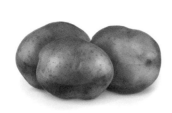

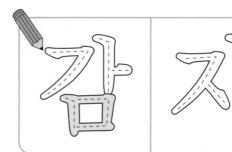

감 자

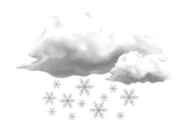

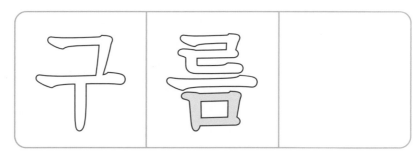

구 름

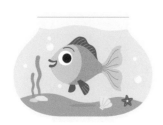

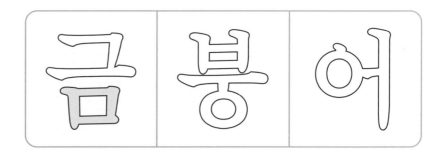

금 붕 어

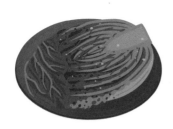

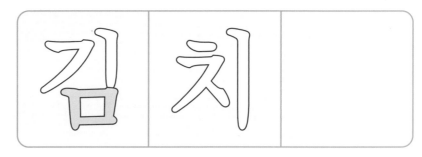

김 치

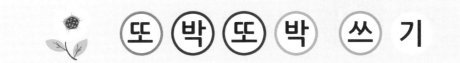
감자 감자 감자 감자

구름 구름 구름 구름

금붕어 금붕어

김치 김치 김치 김치

낱말을 읽으며 천천히 따라 쓰세요.

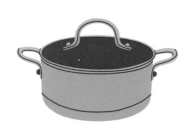 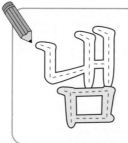 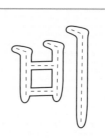

냄 비

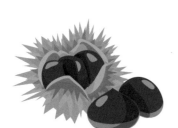 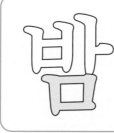 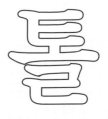

밤 톨

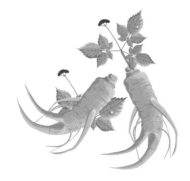 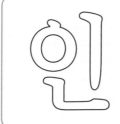 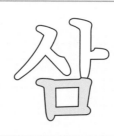

인 삼

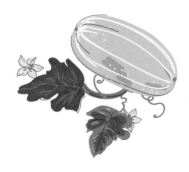 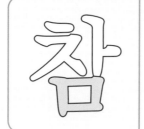 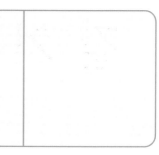

참 외

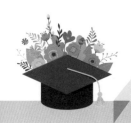

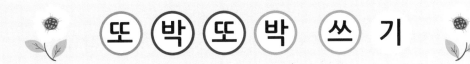

냄비

밤톨

인삼

참외

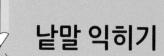

낱말 익히기

감자, 구름, 금붕어, 김치, 냄비, 밤톨, 인삼, 참외를
2개씩 찾아 표시해 주세요.

ㄱㄴㄷㄹㅁㅂㅅ

음	순	성	밤	외	금	붕	어	무	거
수	냄	비	가	령	임	상	참	외	준
둔	살	갓	잉	인	삼	밭	숭	룽	친
감	구	긴	금	방	구	름	저	중	냄
자	냇	궁	붕	어	강	친	삿	추	비
전	밤	개	어	인	로	빗	김	치	멍
바	톨	찬	고	삼	받	감	자	산	참
텅	챙	동	김	엉	속	인	논	숭	외
구	앵	낙	치	형	윤	밤	톨	촌	성
름	동	산	그	외	치	엉	채	중	인

ㅇㅈㅊㅋㅌㅍㅎ

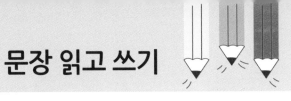

빈칸에 알맞은 낱말을 쓰고, 흐린 글자를 따라 쓰세요.

햇□□가 포슬포슬 맛있어요.
햇감자가 포슬포슬 맛있어요.

하늘에 조각□□이 떠 있어요.
하늘에 조각구름이 떠 있어요.

어항 속 □□□가 입을 벌룩거린다.
어항 속 금붕어가 입을 벌룩거린다.

밥이랑 □□만 있으면 한끼로 뚝딱.
밥이랑 김치만 있으면 한끼로 뚝딱.

라면은 양은 □□에 끓여야 제맛.
라면은 양은 냄비에 끓여야 제맛.

밤나무를 흔들어 □□을 주웠다.
밤나무를 흔들어 밤톨을 주웠다.

□□의 고장으로 개성이 유명하다.
인삼의 고장으로 개성이 유명하다.

□□ 맛이 꿀맛이다.
참외 맛이 꿀맛이다.

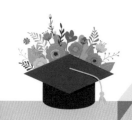
낱말을 읽으며 천천히 따라 쓰세요.

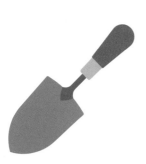

꽃	삽	

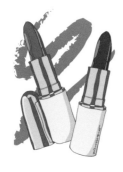

립	스	틱

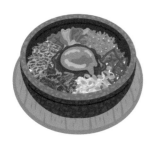

비	빔	밥

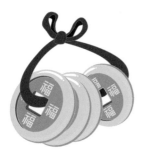

엽	전	

또 박 또 박 쓰 기

꽃 삽

립 스 틱

비 빔 밥

엽 전

73

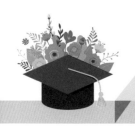

낱말을 읽으며 천천히 따라 쓰세요.

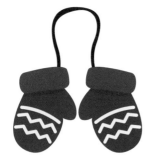

장	갑	

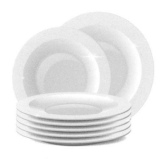

접	시	

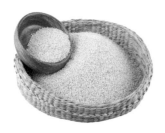

좁	쌀	

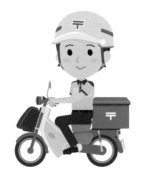

집	배	원

또 박 또 박 쓰 기

장 갑

접 시

좁 쌀

집 배 원

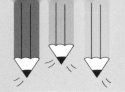

낱말 익히기

그림에 알맞은 글자를 찾아 표시하고 낱말을 완성하세요.

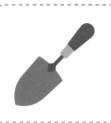
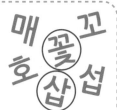

매 꼬
호 꽃 섭
삽

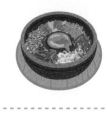

빔 법 밥
비 호 배

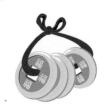

야 엽 져
옆 전 저

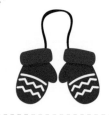

정 장 쳐
갑 깁 저

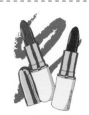

소 스 택
틱 립 랍

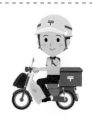

잡 처 원
배 베 집

76

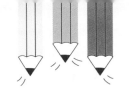

문장 읽고 쓰기

빈칸에 알맞은 낱말을 쓰고, 흐린 글자를 따라 쓰세요.

☐☐으로 흙을 파내고 꽃씨를 심었다.
꽃삽으로 흙을 파내고 꽃씨를 심었다.

입술에 빨간 ☐☐을 발랐어요.
입술에 빨간 립스틱을 발랐어요.

우리나라 ☐☐은 세계적인 음식이다.
우리나라 비빔밥은 세계적인 음식이다.

☐☐ 한 냥이면 국밥이 한 그릇.
엽전 한 냥이면 국밥이 한 그릇.

털실로 곱게 벙어리☐☐을 떴다.
털실로 곱게 벙어리장갑을 떴다.

과일을 예쁜 ☐☐에 깎아 놓아요.
과일을 예쁜 접시에 깎아 놓아요.

병아리는 부리로 ☐☐을 집어먹었다.
병아리는 부리로 좁쌀을 집어먹었다.

오토바이 탄 ☐☐☐을 기다려요.
오토바이 탄 집배원을 기다려요.

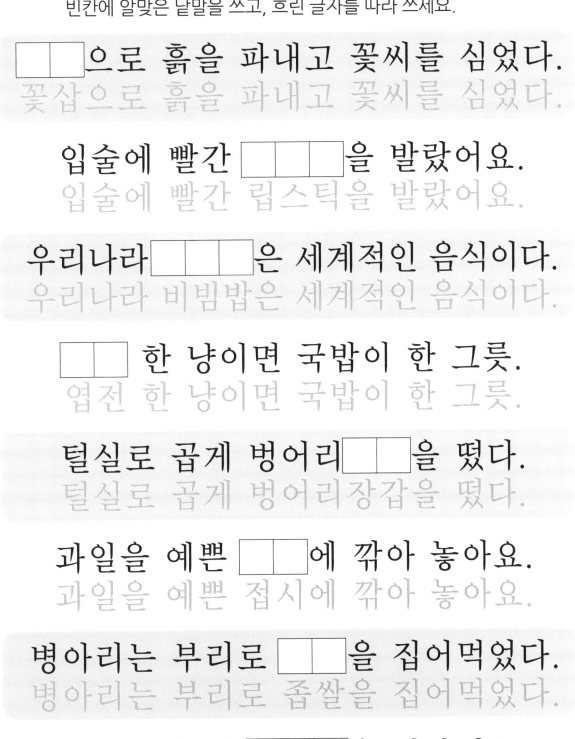

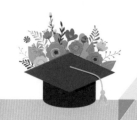

 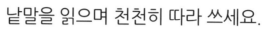
낱말을 읽으며 천천히 따라 쓰세요.

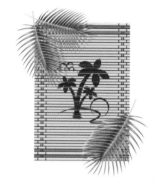
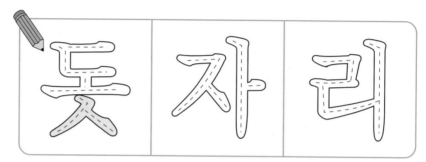

돗 자 리

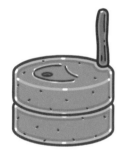
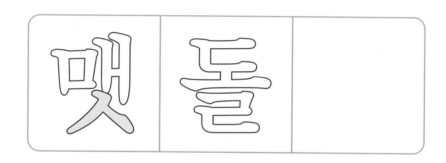

맷 돌

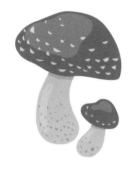
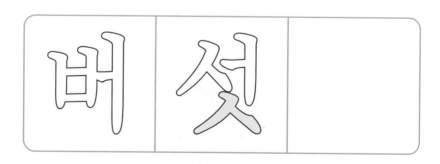

버 섯

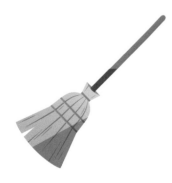
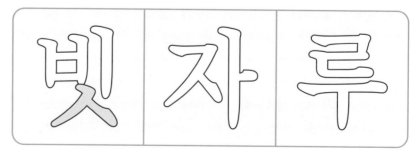

빗 자 루

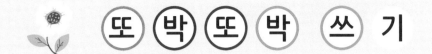 또 박 또 박 쓰 기

돗자리 돗자리

맷돌 맷돌맷돌맷돌

버섯 버섯버섯버섯

빗자루 빗자루

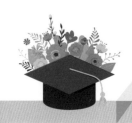

낱말을 읽으며 천천히 따라 쓰세요.

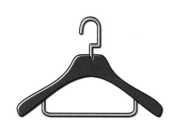

옷 걸 이

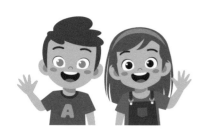

웃 음

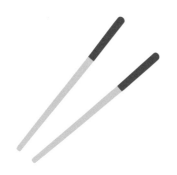

젓 가 락

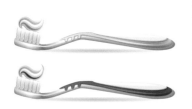

칫 솔

옷	걸	이	옷	걸	이		

웃	음	웃	음	웃	음	웃	음

젓	가	락	젓	가	락		

칫	솔	칫	솔	칫	솔	칫	솔

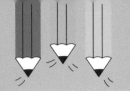

낱말 익히기

빈칸에 들어갈 글자를 보기에서 찾아 낱말을 완성하세요.

| 맷 | 빗 | 돗 | 섯 | 웃 | 젓 | 옷 | 칫 |

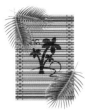 ☐ 자 리

 버 ☐

 ☐ 돌

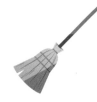 ☐ 자 루

 ☐ 걸 이

 ☐ 가 락

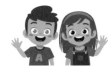 ☐ 음

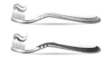 ☐ 솔

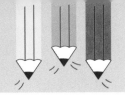

빈칸에 알맞은 낱말을 쓰고, 흐린 글자를 따라 쓰세요.

여름날 ☐☐에 누우면 시원해요.
여름날 돗자리에 누우면 시원해요.

녹두전은 ☐☐에 갈아야 고소해요.
녹두전은 맷돌에 갈아야 고소해요.

영지☐☐이 면역력에 최고예요.
영지버섯이 면역력에 최고예요.

떨어진 낙엽을 ☐☐☐로 쓸어요.
떨어진 낙엽을 빗자루로 쓸어요.

옷은 ☐☐☐에 걸어 보관해요.
옷은 옷걸이에 걸어 보관해요.

구멍난 양말을 보자 ☐☐이 터졌다.
구멍난 양말을 보자 웃음이 터졌다.

☐☐☐으로 깻잎을 집기는 어려워요.
젓가락으로 깻잎을 집기는 어려워요.

하루 세 번 ☐☐질을 해요.
하루 세 번 칫솔질을 해요.

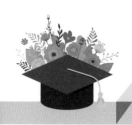

 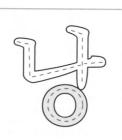
낱말을 읽으며 천천히 따라 쓰세요.

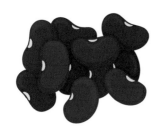

강 낭 콩

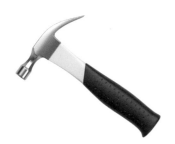

망 치

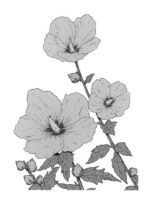

무 궁 화

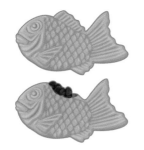

붕 어 빵

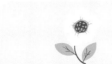 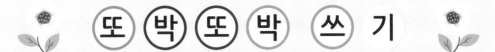

강 낭 콩 | 강 낭 콩 | |

망 치 | 망 치 망 치 망 치

무 궁 화 | 무 궁 화 | |

붕 어 빵 | 붕 어 빵 | |

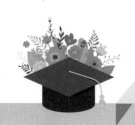

받침 ㅇ 이 들어간 낱말

낱말을 읽으며 천천히 따라 쓰세요.

 우 체 통

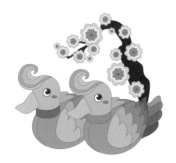 원 앙

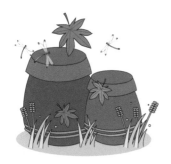 장 독

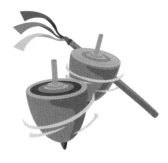 팽 이

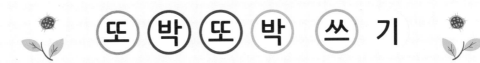

우 체 통　우 체 통

원 앙　원 앙 원 앙 원 앙

장 독　장 독 장 독 장 독

팽 이　팽 이 팽 이 팽 이

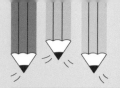

낱말 익히기

그림을 보고 빈칸에 들어갈 알맞은 글자를 쓰세요.

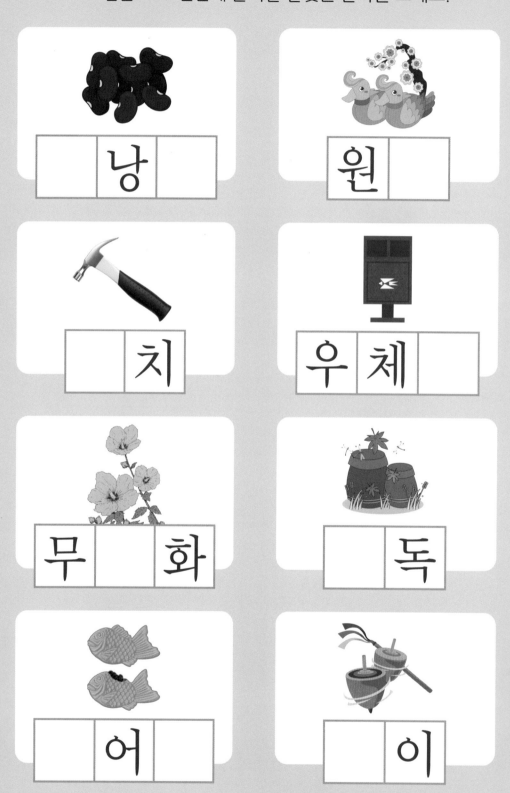

| | 낭 | |

| | 원 | |

| | 치 |

| 우 | 체 | |

| 무 | | 화 |

| | 독 | |

| | 어 |

| | 이 |

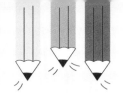

빈칸에 알맞은 낱말을 쓰고, 흐린 글자를 따라 쓰세요.

☐☐☐을 두어 지은 밥이 구수해요.
강낭콩을 두어 지은 밥이 구수해요.

못을 박으려다 ☐☐로 손을 찧었다.
못을 박으려다 망치로 손을 찧었다.

☐☐☐ 무궁화 우리나라 꽃.
무궁화 무궁화 우리나라 꽃.

아버지와 아들이 ☐☐☐이다.
아버지와 아들이 붕어빵이다.

부부 금슬이 한 쌍의 ☐☐ 같다.
부부 금슬이 한 쌍의 원앙 같다.

빨간 칠을 한 ☐☐☐이 정겨워요.
빨간 칠을 한 우체통이 정겨워요.

☐☐에서 된장을 퍼내 찌개를 끓였다.
장독에서 된장을 퍼내 찌개를 끓였다.

☐☐가 핑핑 잘도 돌아간다.
팽이가 핑핑 잘도 돌아간다.

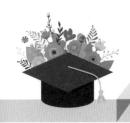

낱말을 읽으며 천천히 따라 쓰세요.

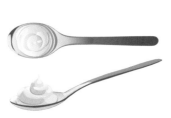
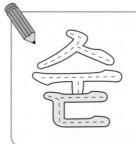
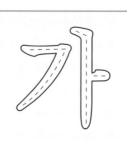
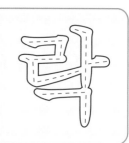

숟 가 락

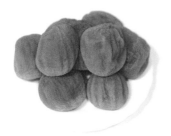
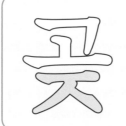
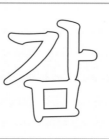

곶 감

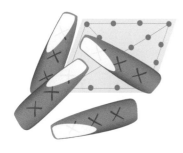
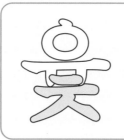
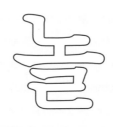
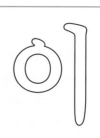

윷 놀 이

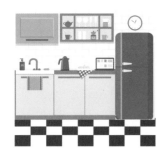
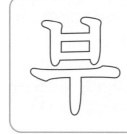
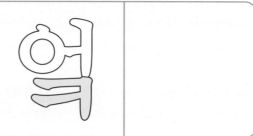

부 엌

숟	가	락	숟	가	락	

곶	감	곶	감	곶	감	곶	감

윷	놀	이	윷	놀	이	

부	엌	부	엌	부	엌	부	엌

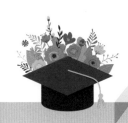

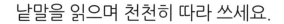 받침 ㄷ ㅈ ㅊ ㅋ ㅌ ㅍ ㄲ ㄺ 이 들어간 낱말

낱말을 읽으며 천천히 따라 쓰세요.

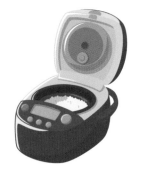 밥 솥

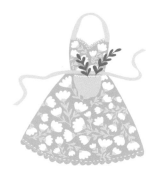 앞 치 마

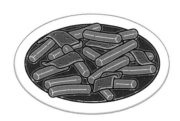 떡 볶 이

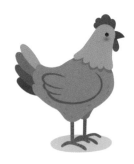 암 탉

92

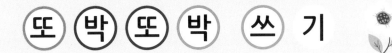

밥	솥	밥	솥	밥	솥	밥	솥

앞	치	마	앞	치	마		

떡	볶	이	떡	볶	이		

암	탉	암	탉	암	탉	암	탉

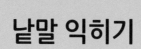

낱말 익히기

숟가락, 곶감, 윷놀이, 부엌, 밥솥, 앞치마, 떡볶이, 암탉을
2개씩 찾아 표시해 주세요.

ㄱㄴㄷㄹㅁㅂㅅ

술	공	란	암	미	암	탉	곡	기	윤
덕	숟	가	락	논	곶	밤	떡	손	시
아	융	놋	곶	감	곤	농	볶	술	엉
밥	갑	독	갈	곱	암	령	이	숟	남
솥	풍	윷	놀	이	탉	게	받	가	창
표	용	농	담	맞	솥	곶	알	락	주
윷	탁	떡	볶	이	권	감	은	부	엌
놀	심	춘	최	각	밥	숟	놀	현	앞
이	해	앞	치	마	솥	애	부	지	치
여	진	민	교	비	밧	차	엌	탕	마

ㅇㅈㅊㅋㅌㅍㅎ

94

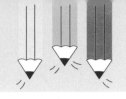

문장 읽고 쓰기

빈칸에 알맞은 낱말을 쓰고, 흐린 글자를 따라 쓰세요.

밥상 위에 □□을 가지런히 놓았다.

밥상 위에 숟가락을 가지런히 놓았다.

햇볕에 잘 말린 □□이 달콤해요.

햇볕에 잘 말린 곶감이 달콤해요.

정월에는 □□□를 해요.

정월에는 윷놀이를 해요.

□□에서 참기름 냄새가 솔솔 나요.

부엌에서 참기름 냄새가 솔솔 나요.

압력□□ 밥은 찰져서 좋아요.

압력밥솥 밥은 찰져서 좋아요.

남편도 □□□를 두르고 전을 부쳐요.

남편도 앞치마를 두르고 전을 부쳐요.

궁중 □□□는 간장으로 만들어요.

궁중 떡볶이는 간장으로 만들어요.

□□이 알을 품고 있어요.

암탉이 알을 품고 있어요.

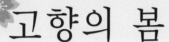

고향의 봄

나의 살던 고향은 꽃피는 산골
복숭아꽃 살구꽃 아기 진달래
울긋불긋 꽃 대궐 차린 동네
그 속에서 놀던 때가 그립습니다.
꽃동네 새동네 나의 옛 고향
파란 들 남쪽에서 바람이 불면
냇가에 수양버들 춤추는 동네
그 속에서 놀던 때가 그립습니다.

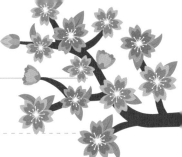

고향의 봄

나의 살던 고향은 꽃피는 산골

한번 더
써보세요

복숭아꽃 살구꽃 아기 진달래

울긋불긋 꽃 대궐 차린 동네

그 속에서 놀던 때가 그립습니다.

꽃동네 새동네 나의 옛 고향

파란 들 남쪽에서 바람이 불면

냇가에 수양버들 춤추는 동네

그 속에서 놀던 때가 그립습니다.

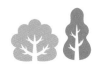
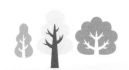

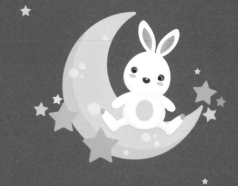

반달

푸른 하늘 은하수 하얀 쪽배엔
계수나무 한 나무 토끼 한 마리
돛대도 아니 달고 삿대도 없이
가기도 잘도 간다 서쪽 나라로.
은하수를 건너서 구름 나라로
구름 나라 지나선 어디로 가나
멀리서 반짝반짝 비치는 건
샛별이 등대란다 길을 찾아라.

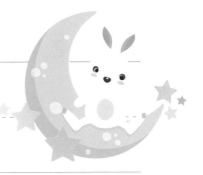

반달

푸른 하늘 은하수 하얀 쪽배엔

한번 더
써보세요 →

계수나무 한 나무 토끼 한 마리

돛대도 아니 달고 삿대도 없이

가기도 잘도 간다 서쪽 나라로.

은하수를 건너서 구름 나라로

구름 나라 지나선 어디로 가니

멀리서 반짝반짝 비치는 건

샛별이 등대란다 길을 찾아라.

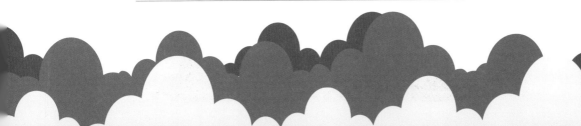

동요 부르며 따라쓰기

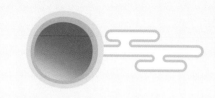

설날

까치 까치 설날은 어저께고요
우리 우리 설날은 오늘이래요
곱고 고운 댕기도 내가 들이고
새로 사 온 신발도 내가 신어요.
우리 언니 저고리 노랑 저고리
우리 동생 저고리 색동저고리
아버지와 어머니 호사하시고
우리들의 절 받기 좋아하세요.

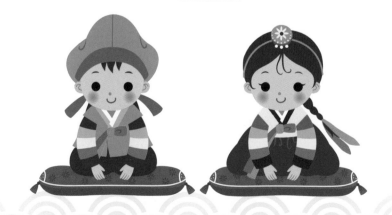

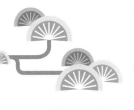

설날

까치 까치 설날은 어저께고요

한번 더
써보세요 →

우리 우리 설날은 오늘이래요

곱고 고운 댕기도 내가 들이고

새로 사 온 신발도 내가 신어요.

우리 언니 저고리 노랑 저고리

우리 동생 저고리 색동저고리

아버지와 어머니 호사하시고

우리들의 절 받기 좋아하세요.

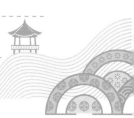

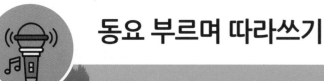

과수원길

동구 밖 과수원길
아카시아꽃이 활짝 폈네
하이얀 꽃 이파리 눈송이처럼 날리네
향긋한 꽃 냄새가 실바람 타고 솔솔
둘이서 말이 없네
얼굴 마주보며 쌩긋
아카시아꽃 하얗게 핀
먼 옛날의 과수원길.

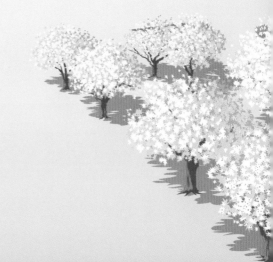

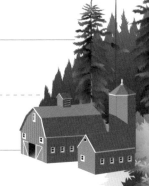

과수원길

동구 밖 과수원길

한번 더
써보세요 →

아카시아꽃이 활짝 폈네

하이얀 꽃 이파리 눈송이처럼 날리네

향긋한 꽃 냄새가 실바람 타고 솔솔

둘이서 말이 없네

얼굴 마주보며 쌩긋

아카시아꽃 하얗게 핀

먼 옛날의 과수원길.

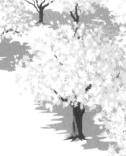

103

오빠생각

뜸북뜸북 뜸북새 논에서 울고
뻐꾹뻐꾹 뻐꾹새 숲에서 울제
우리 오빠 말타고 서울 가시면
비단 구두 사 가지고 오신다더니.
기럭기럭 기러기 북에서 오고
귀뚤귀뚤 귀뚜라미 슬피 울건만
서울 가신 오빠는 소식도 없고
나뭇잎만 우수수 떨어집니다.

오빠생각

한번 더
써보세요 →

뜸북뜸북 뜸북새 논에서 울고

뻐꾹뻐꾹 뻐꾹새 숲에서 울제

우리 오빠 말타고 서울 가시면

비단 구두 사 가지고 오신다더니.

기럭기럭 기러기 북에서 오고

귀뚤귀뚤 귀뚜라미 슬피 울건만

서울 가신 오빠는 소식도 없고

나뭇잎만 우수수 떨어집니다.

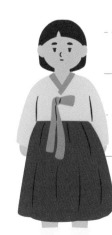

105

동요 부르며 따라쓰기

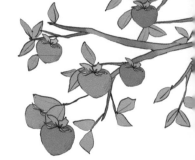

섬집아기

엄마가 섬 그늘에 굴 따러 가면
아기가 혼자 남아 집을 보다가
바다가 불러주는 자장노래에
팔 베고 스르르르 잠이 듭니다.
아기는 잠을 곤히 자고 있지만
갈매기 울음소리 맘이 설레어
다 못 찬 굴바구니 머리에 이고
엄마는 모랫길을 달려옵니다.

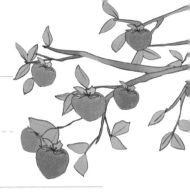

섬집아기

엄마가 섬 그늘에 굴 따러 가면

한번 더
써보세요 →

아기가 혼자 남아 집을 보다가

바다가 불러주는 자장노래에

팔 베고 스르르르 잠이 듭니다.

아기는 잠을 곤히 자고 있지만

갈매기 울음소리 맘이 설레어

다 못 찬 굴바구니 머리에 이고

엄마는 모랫길을 달려옵니다.

107

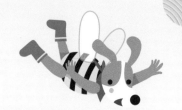

꽃밭에서

아빠하고 나하고 만든 꽃밭에
채송화도 봉숭아도 한창입니다
아빠가 매어 놓은 새끼줄 따라
나팔꽃도 어울리게 피었습니다.
애들하고 재밌게 뛰어놀다가
아빠 생각나서 꽃을 봅니다
아빠는 꽃 보며 살자 그랬죠
날 보고 꽃같이 살자 그랬죠.

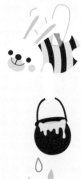

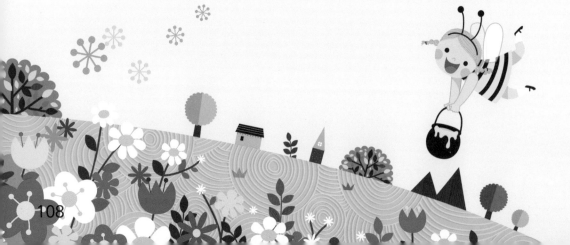

꽃밭에서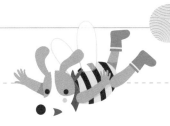

아빠하고 나하고 만든 꽃밭에

한번 더
써보세요 →

채송화도 봉숭아도 한창입니다

아빠가 매어 놓은 새끼줄 따라

나팔꽃도 어울리게 피었습니다.

애들하고 재밌게 뛰어놀다가

아빠 생각나서 꽃을 봅니다

아빠는 꽃 보며 살자 그랬죠

날 보고 꽃같이 살자 그랬죠.

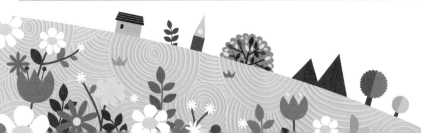

동요 부르며 따라쓰기

달

달 달 무슨 달
쟁반같이 둥근 달
어디 어디 떴나
남산 위에 떴지.
달 달 무슨 달
낮과 같이 밝은 달
어디 어디 비추나
우리 동네 비추지.

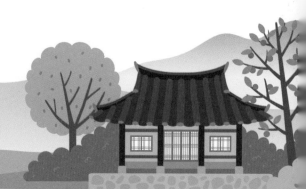

달

달 달 무슨 달

한번 더
써보세요

쟁반같이 둥근 달

어디 어디 떴나

남산 위에 떴지.

달 달 무슨 달

낮과 같이 밝은 달

어디 어디 비추나

우리 동네 비추지.

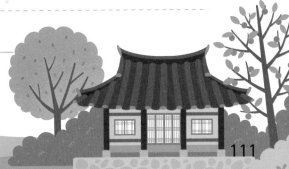

햇볕은 쨍쨍

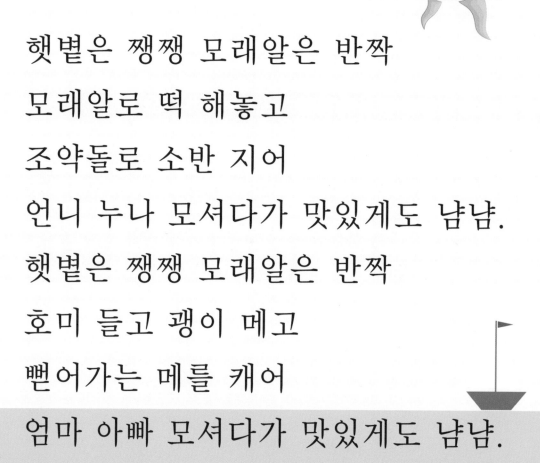

햇볕은 쨍쨍 모래알은 반짝

모래알로 떡 해놓고

조약돌로 소반 지어

언니 누나 모셔다가 맛있게도 냠냠.

햇볕은 쨍쨍 모래알은 반짝

호미 들고 괭이 메고

뻗어가는 메를 캐어

엄마 아빠 모셔다가 맛있게도 냠냠.

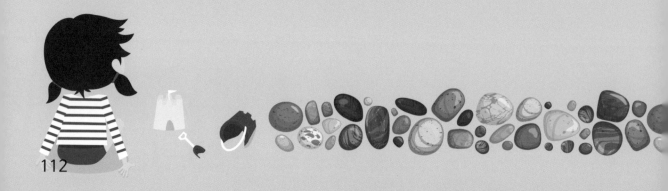

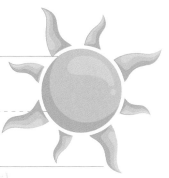

햇볕은 쨍쨍

햇볕은 쨍쨍 모래알은 반짝

한번 더
써보세요 →

모래알로 떡 해놓고

조약돌로 소반 지어

언니 누나 모셔다가 맛있게도 냠냠

햇볕은 쨍쨍 모래알은 반짝

호미 들고 괭이 메고

뻗어가는 메를 캐어

엄마 아빠 모셔다가 맛있게도 냠냠.

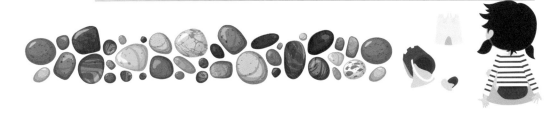

113

엄마야 누나야

엄마야 누나야 강변 살자
뜰에는 반짝이는 금모래빛
뒷문 밖에는 갈잎의 노래
엄마야 누나야 강변 살자.

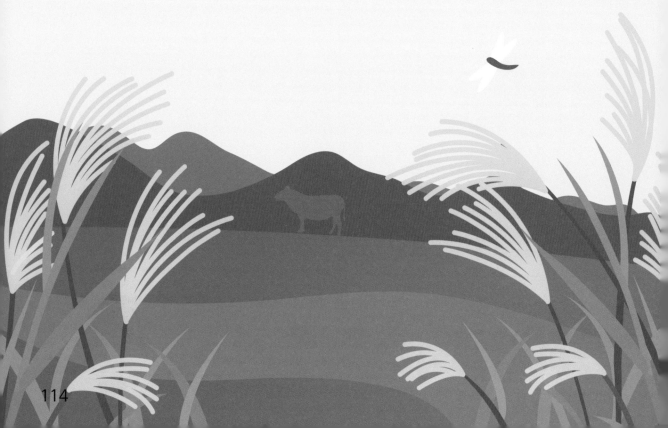

엄마야 누나야

엄마야 누나야 강변 살자

한번 더
써보세요 →

뜰에는 반짝이는 금모래빛

뒷문 밖에는 갈잎의 노래

엄마야 누나야 강변 살자.

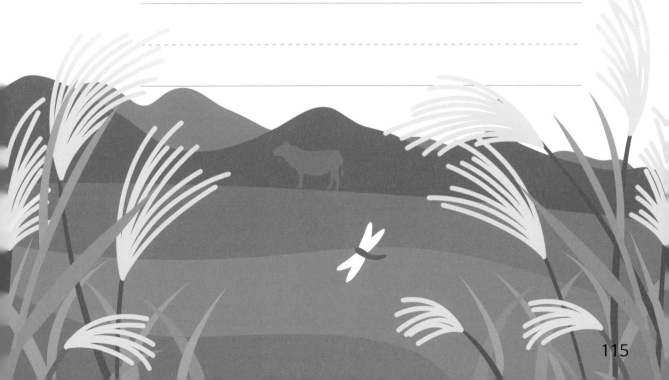

동요 부르며 따라쓰기

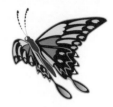

고추 먹고 맴맴 달래 먹고 맴맴

아버지는 나귀 타고 장에 가시고
할머니는 건넛마을 아저씨 댁에
고추 먹고 맴맴 달래 먹고 맴맴.
할머니는 돌떡 받아 머리에 이고
꼬불꼬불 산골길로 오실 때까지
고추 먹고 맴맴 달래 먹고 맴맴.

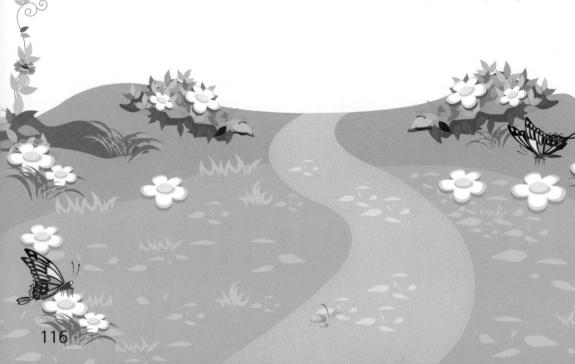

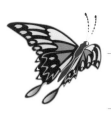

고추 먹고 맴맴 달래 먹고 맴맴

아버지는 나귀 타고 장에 가시고

한번 더
써보세요 →

할머니는 건넛마을 아저씨 댁에

고추 먹고 맴맴 달래 먹고 맴맴.

할머니는 돌떡 받아 머리에 이고

꼬불꼬불 산골길로 오실 때까지

고추 먹고 맴맴 달래 먹고 맴맴.

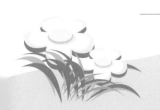
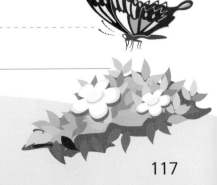

자전거

따르릉 따르릉 비켜나셔요
자전거가 나갑니다 따르르르릉
저기 가는 저 사람 조심하셔요
어물어물 하다가는 큰일납니다.
따르릉 따르릉 이 자전거는
울 아버지 장에 갔다 돌아오실 때
꼬부랑 꼬부랑 고개를 넘어
비탈길로 스르르르 타고 온다오.

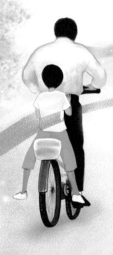

자전거

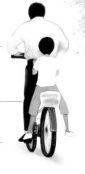

따르릉 따르릉 비켜나셔요

한번 더
써보세요 →

자전거가 나갑니다 따르르르릉

저기 가는 저 사람 조심하셔요

어물어물 하다가는 큰일납니다.

따르릉 따르릉 이 자전거는

울 아버지 장에 갔다 돌아오실 때

꼬부랑 꼬부랑 고개를 넘어

비탈길로 스르르르 타고 온다오.

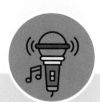

동요 부르며 따라쓰기

작은 별

반짝반짝 작은 별
아름답게 비치네
동쪽 하늘에서도
서쪽 하늘에서도
반짝반짝 작은 별
아름답게 비치네.

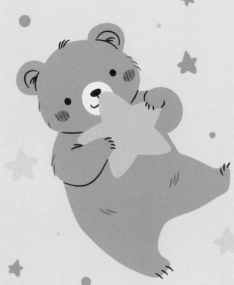

작은 별

반짝반짝 작은 별

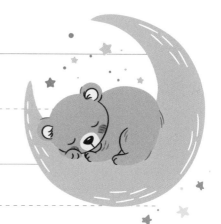

한번 더
써보세요 →

아름답게 비치네

동쪽 하늘에서도

서쪽 하늘에서도

반짝반짝 작은 별

아름답게 비치네.

고드름

고드름 고드름 수정 고드름
고드름 따다가 발을 엮어서
각시방 영창에 달아 놓아요.
각시님 각시님 안녕하세요
낮에는 해님이 문안오시고
밤에는 달님이 놀러오시네.

고드름

고드름 고드름 수정 고드름

한번 더
써보세요 →

고드름 따다가 발을 엮어서

각시방 영창에 달아 놓아요.

각시님 각시님 안녕하세요

낮에는 해님이 문안오시고

밤에는 달님이 놀러오시네.

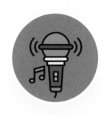

퐁당퐁당

퐁당퐁당 돌을 던지자
누나 몰래 돌을 던지자
냇물아 퍼져라 널리 널리 퍼져라
건너편에 앉아서 나물을 씻는
우리 누나 손등을 간질여 주어라.

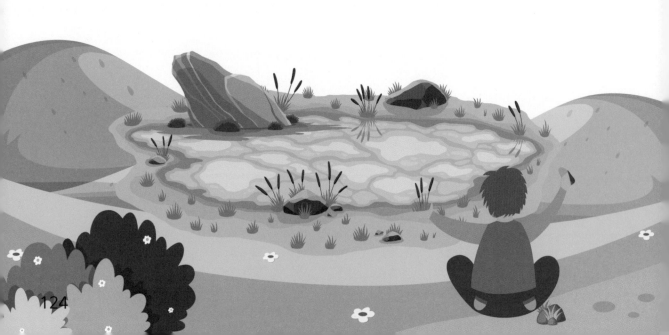

퐁당퐁당

퐁당퐁당 돌을 던지자

한번 더
써보세요 →

누나 몰래 돌을 던지자

냇물아 퍼져라 멀리 멀리 퍼져라

건너편에 앉아서 나물을 씻는

우리 누나 손등을 간질여 주어라.

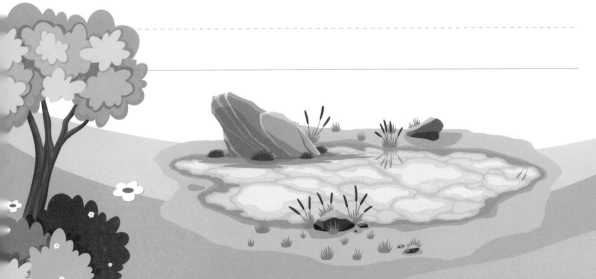

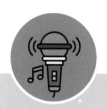

꼬마 눈사람

한겨울에 밀짚모자 꼬마 눈사람
눈썹이 우습구나 코도 삐뚤고
거울을 보여줄까 꼬마 눈사람.
하루 종일 우두커니 꼬마 눈사람
무엇을 생각하고 혼자 섰느냐
집으로 들어갈까 꼬마 눈사람.

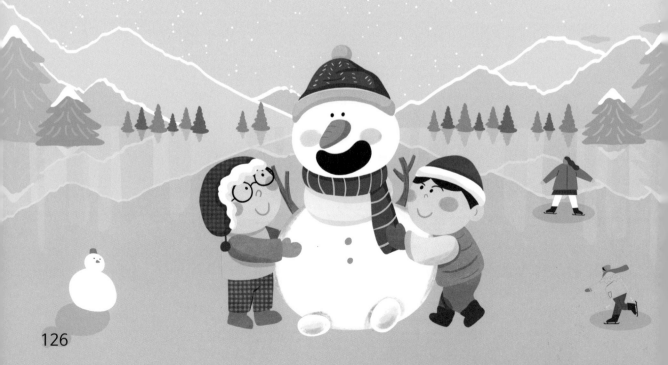

꼬마 눈사람

한겨울에 밀짚모자 꼬마 눈사람

한번 더
써보세요 →

눈썹이 우습구나 코도 삐뚤고

기운을 보여줄까 꼬마 눈사람.

하루 종일 우두커니 꼬마 눈사람

무엇을 생각하고 혼자 섰느냐

집으로 들어갈까 꼬마 눈사람.

쉽고 재미있는
어르신 한글쓰기

구성 치매예방교육회

펴낸이 최병섭　　**펴낸곳** 이가출판사

초판 1쇄 발행 2025년 4월 22일

출판등록 1987년 11월 23일

주소 서울시 영등포구 도신로 51길 4

대표전화 02)716-3767　　**팩시밀리** 02)716-3768

E-mail ega11@hanmail.net

ISBN 978-89-7547-134-6 (13510)